BEI GRIN MACHT SICH IHR WISSEN BEZAHLT

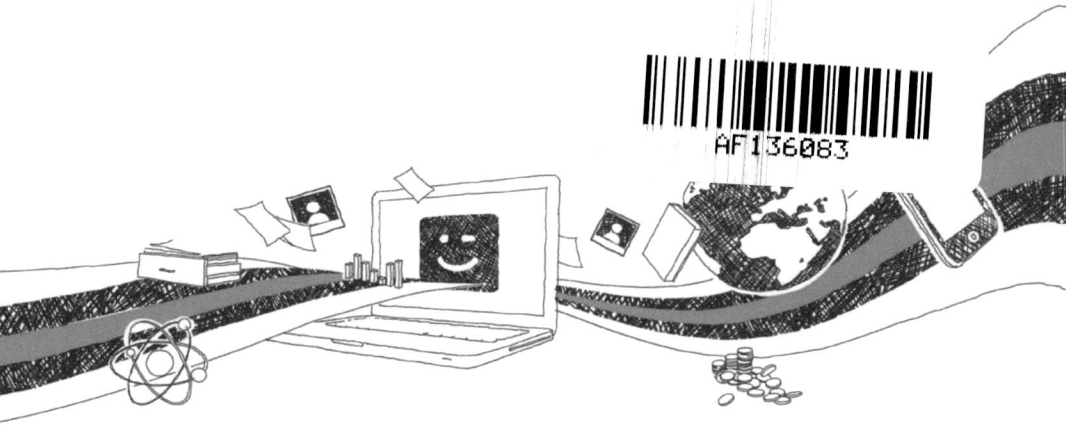

AF136083

- Wir veröffentlichen Ihre Hausarbeit, Bachelor- und Masterarbeit

- Ihr eigenes eBook und Buch - weltweit in allen wichtigen Shops

- Verdienen Sie an jedem Verkauf

Jetzt bei www.GRIN.com hochladen und kostenlos publizieren

Trainingsplanerstellung für das Krafttraining. Ein Fallbeispiel

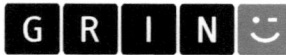

Bibliografische Information der Deutschen Nationalbibliothek:

Die Deutsche Nationalbibliothek verzeichnet diese Publikation in der Deutschen Nationalbibliografie; detaillierte bibliografische Daten sind im Internet über http://dnb.d-nb.de abrufbar.

ISBN: 9783346552068
Dieses Buch ist auch als E-Book erhältlich.

Das Buch bei GRIN: https://www.grin.com/document/1153585

Deutsche Hochschule für
Prävention und Gesundheitsmanagement
Hermann Neuberger Sportschule

Einsendeaufgabe

Fachmodul:	Trainingslehre 1
Studiengang:	Bachelor of Arts Gesundheitsmanagement
Datum **Präsenzphase:**	26.08.2019-29.08.2019
Studienort:	**Frankfurt am Main**
Semester:	**WS 2018**

Inhaltsverzeichnis

1. Diagnose

Zu Beginn einer Trainingsplanung für das Krafttraining werden in einem Eingangsgespräch alle notwendigen Informationen und Daten zur Person erfragt und gemessen, um eine optimale Trainingsplanung zu erstellen. Die Daten werden in den folgenden drei Tabellen dargestellt

1.1 Allgemeine Daten

Tabelle 1: Allgemeine Daten der Kundin

Alter	52 Jahre
Geschlecht	Weiblich
Körpergröße	1,63 cm
Körpergewicht	83,7 Kg
Berufliche Tätigkeit	Sekretärin in der Landesärztekammer, 40 Stunden Woche, überwiegend sitzend
Trainingsmotivation	➢ Reduktion des Körpergewichts ➢ Reduktion der Rückenschmerzen ➢ Aufbau der Ausdauer und Kondition
Aktuelle und frühere sportliche Aktivitäten (inkl. Leistungsstufen und Trainingsumfang)	Frühere sportliche Aktivitäten ➢ 9 Jahre im Gymnastikkurs „Beine, Po und Rücken", einmal die Woche konstant und Leistungsstufe war für Beginner ➢ ½ Jahr im Yogakurs, einmal die Woche konstant und Leistungsstufe war auch Beginner
Zeitlicher Verfügungsrahmen	Zweimal die Woche für 45-60 Min. Am liebsten Montag und Mittwoch

1.1.1 Biometrische Daten

Tabelle 2. Biometrische Daten der Kundin

Biometrische Daten der Person		Normwerte	Bewertung
Blutdruck	121/84 mmHg	Optimal <120/80 mmHg	Optimal Bereich
Ruhepuls	78 Schläge/Minute	60-80 Schläge/ Minute	Der Puls ist im Normbereich
BMI (Tabelle)	31,5	Normalgewicht 18,5-24,9 (siehe Tabelle....)	Adipositas Grad 1 30-34,9. Aus medizinischer Sicht wäre eine Gewichtsreduktion notwendig
Hüftumfang	112 cm	-	-
Taillenumfang	100 cm	Normwerte Frauen < 80 cm Taillenumfang	Kundin liegt 20 cm über dem Normbereich

Der Blutdruck der Kundin ist laut der Blutdruckklassifikation der American Heart Association (siehe Tabelle 4) im Normbereich. Der Ruhepuls ist mit 78 Schlägen die Minute ebenfalls im Normbereich. Der Body-Mass-Index der Kundin zeigt mit 31,5 laut der Normwerte der Weltgesundheitsorganisation (WHO) Adipositas Grad 1 auf (siehe Tabelle 5). Eine Gewichtsreduktion aus ärztlicher Sicht wäre notwendig um Folgeerkrankungen zu vermeiden und das optische Ideal der Kundin zu erreichen. Der Taillenumfang liegt mit 100 cm ebenfalls über dem Normwert für Frauen

1.1.2 Allgemeiner Gesundheitszustand

Tabelle 3. Allgemeiner Gesundheitszustand der Kundin

Allgemeiner Gesundheitszustand	
Orthopädische / Internistische Probleme	➢ Reduzierter Knorpel zwischen den Wirbeln der Wirbelsäule ➢ Eisenmangel ➢ Migräne
Ärztliche Behandlungen	Keine

Medikamenteneinnahme	Bei Migräneanfall: Sumatriptan zur Migränebehandlung
Sonstige Beschwerden / Einschränkungen	Kundin kann nicht lange knien oder sich bücken dadurch entstehen Schmerzen
Belastbarkeit / Trainierbarkeit der Kundin	Trainingseinsteigerin mit Einschränkungen

Die Kundin ist eine Trainingseinsteigerin mit Einschränkungen. Aufgrund von Migräne sind starke und explosive Kraftübungen zu vermeiden, da der Blutdruck sonst zu schnell ansteigt, die Gefäße sich zu schnell weiten und ein Migräneanfall drohen könnte. Der Eisenmangel hat keinen direkten Einfluss auf das Krafttraining. Durch die reduzierten Bandscheiben zwischen den Wirbeln der Wirbelsäule sollten starke Biegungen der Wirbelsäule vermieden werden, um eine Beschädigung der Wirbelkörper zu vermeiden. Ebenso sind Übungen im knien oder bücken nicht möglich, da die Kundin über Schmerzen in diesen Positionen klagt.

Tabelle 4: Blutdruckklassifikation der American Heart Association (modifiziert nach Mancia et al., 2013)

Bewertungsstufen	systolischer Blutdruck	diastolischer Blutdruck
Normblutdruck (Normotonie)		
optimal	< 120 mmHg	< 80 mmHg
normal	< 130 mmHg	< 85 mmHg
hochnormal	130-139 mmHg	85-89 mmHg
Bluthochdruck (arterielle Hypertonie)		
Stufe 1	140-159 mmHg	90-99 mmHg
Stufe 2	160-179 mmHg	100-109 mmHg
Stufe 3	> 180 mmHg	> 110 mmHg

Tabelle 5: Beurteilung des Body-Mass-Indexes für Erwachsene (BMI) (modifiziert von der World Health Organization, 2000)

Anmerkung der Redaktion: Diese Abbildung wurde aus urheberrechtlichen Gründen entfernt.

1.2 Krafttestung

1.2.1 Begründung der Auswahl des Testverfahrens

Nachdem die Kundin in einer 14 tägigen Eingewöhnungsphase gute Orientierung an den Maschinen gezeigt hat, wird mit ihr ein X-RM-Mehrwiederholungskrafttest durchgeführt. Ziel des Mehrwiederholungskrafttests ist die Ermittlung des maximal bewältigtbaren Gewichts für eine vorher definierte Wiederholungszahl. Diese Testmethode wurde gewählt, da die Kundin eine

Trainingsbeginnerin ist und noch keine Erfahrung im Krafttraining hat. Zudem sind ihre Muskelstrukturen nicht so weit entwickelt um einen 1-RM-Test mit realistischem Ergebnis durchzuführen. Das letzte Argument gegen den 1-RM-Test ist die starke Belastung und damit ein schnellerer Blutdruckanstieg, was für die Kundin aufgrund ihrer Migräne eher negativ ist. Bei dem X-RM-Test wird die Kraft der Muskulatur gemessen, während einer korrekten Bewegungsausführung. Während der Krafttestung wird jede einzelne Übung mit einer Anzahl von drei Testsätzen und der Wiederholungszahl von 20 ausgeführt. Der Trainer legt das Anfangsgewicht aufgrund seiner Einschätzung der Kundin und seiner Erfahrung fest. Bei jedem Testsatz wird das Gewicht gesteigert, um am Ende das Trainingsgewicht ermitteln zu können. Absolviert die Kundin den ersten Trainingssatz problemlos wird das Gewicht um etwa 5%, 10% oder auch 25% erhöht. Das Testgewicht ist erreicht, wenn die 20 Wiederholung gerade noch konzentrisch vollzogen werden können. Die Erholungspause zwischen den einzelnen Testsätzen liegt bei 60 Sekunden.

1.2.2 Testablauf

Nachdem die Kundin über den Testablauf informiert wurde, beginnt der Test (siehe Tabelle) mit der Beinpresse. Im ersten Testsatz schafft die Kundin 40 kg mit 20 Wiederholungen. Im zweiten Testsatz sind es 50 kg und der dritte Testsatz wird mit 60 kg absolviert. Das optimale Trainingsgewicht liegt bei 60 kg für die Beinpresse. Als zweite Übung wurde der Latzug gewählt. Auch hier werden 20 Wiederholungen angesetzt. Die Kundin beginnt mit 11 kg für den ersten Testsatz. Der zweite Testsatz liegt bei 18 kg. Ein dritter Testsatz ist bei der Übung nicht erforderlich, da die Kundin bereits ihre persönliche Belastungsgrenze erreicht hat. Das Ergebnis für den Latzug liegt bei 18 kg. Als dritte Übung wurde das Rudern gewählt. Hier startet die Kundin mit 5 kg auch mit 20 Wiederholungen. Im zweiten Testdurchlauf wurde das Gewicht auf 10 kg erhöht. Da die Kundin noch nicht an ihre Belastungsgrenze kam, wurden im dritten Testsatz 15 kg gewählt. Das Ergebnis pendelt sich bei 15 kg ein. Übung Nummer vier ist Alternativ Cable Cross am Seilzug. Auch hier werden 20 Wiederholungen angesetzt. Das erste Testgewicht liegt bei 10 kg. Da die Kundin ein höheres Gewicht schaffen würde, wurde für den zweiten Testsatz 15 kg gewählt. Ein dritter Testsatz ist bei dieser Übung nicht notwendig, weil sie nach 15 kg keine weitere Steigerung schaffen würde. Das Ergebnis für Alternativ Cable Cross liegt somit bei 15 kg. Die fünfte Übung ist der Rückenstrecker. Auch hier wird eine Wiederholungszahl von 20 gewählt. Die Kundin startet mit 20 kg für den ersten Testsatz. Im zweiten Testsatz steigert sie sich auf 25 kg. Der dritte Testsatz wurde mit einer Wiederholung für 30 kg begonnen, konnte aber nicht fortgesetzt werden, da die Kundin im Lendenwirbelbereich

Schmerzen verspürte. Somit wurde das Ergebnis auf 25 kg für den Rükkenstrecker festgelegt. Die vorletzte Übung ist die Bauchmuskelmaschine. Hier startet die Kundin mit 5 kg im ersten Testdurchlauf. Den zweiten Testdurchlauf absolviert die Kundin mit 10 kg. Beide Testsätze macht die Kundin mit 20 Wiederholungen. Auch hier wurde auf einen dritten Testsatz verzichtet, da die Kundin mit 10 kg ausgelastet ist. Somit liegt das Ergebnis bei 10 kg für die Bauchmuskelmaschine. Die letzte Übung ist ebenfalls für den Bauch, jedoch nochmal für andere Bereiche. Die Bauchmaschine Namens Rotator wird auch mit 20 Wiederholungen absolviert. Hier startet die Kundin mit 10 kg für den ersten Durchlauf. Im zweiten Durchlauf absolviert sie 15 kg. Das Ergebnis bleibt auch bei 15 kg, da eine Steigerung für den dritten Testdurchlauf nicht möglich war. Zusammenfassend ist zu sagen, dass die Kundin bei Rücken- und Bauchübungen in dem Bereich zwischen 10 und 20 kg liegt. Der Rückenstrecker war mit 25 kg im Vergleich ein bisschen besser. Die Beinpresse ist mit 60 kg am höchsten angesiedelt. Die Kundin hat somit für ihre Verhältnisse eine gute Beinkraft.

Tabelle 6: Testergebnisse des X-RM-Tests

Mehrwiederholungskrafttest (X-RM-Test)					
Testübung	Wiederho-lungen	1.Testsatz	2.Testsatz	3.Testsatz	Ergebnis
Beinpresse	20	40 Kg	50 Kg	60 Kg	60 Kg
Latzug	20	11 Kg	18 Kg	-	18 kg
Rudern	20	5 Kg	10 Kg	15 Kg	15 Kg
Alternativ Cable Cross	20	10 Kg	15 Kg	-	15 Kg
Rückenstrecker	20	20 Kg	25 Kg	-	25 Kg
Bauchmuskelmaschine	20	5 Kg	10 Kg	-	10 Kg
Bauchmaschine-Rotator	20	10 Kg	15 Kg	-	15 Kg

1.2.3   Schlussfolgerung für die weitere Trainingsplanung und Trainingsteuerung

Die Kundin muss viel ihre Rücken- und Bauchmuskulatur trainieren. Vor allem in diesen Bereichen weist sie große Defizite auf, die behoben werden sollten. Die Trainingsplanung sollte dahingehend gestaltet werden, dass einige Rückenmaschinen und auch ein oder zwei Bauch-maschinen eingebaut werden. Referenzwertvergleich, sollte sie als Frau 20% vom eigenen Kör-pergewicht beim Latzug schaffen (Zimmer, 1999). In dem Fall bei einem Gewicht von 83,7 kg müsste sie 16,74 kg schaffen. Sie schafft sogar 18 kg. Das heißt sie ist für den Latzug im Norm-bereich für Frauen. Nach jedem Mesozyklus sollte die Leistungsentwicklung erneut gemessen werden, durch eine Krafttestung. Ist eine Lei-stungsentwicklung zu sehen, kann die Trai-ningsintensität auch erhöht werden. Abhängig davon wie viel mehr Kraft die Kundin gewonnen hat und auch nach dem subjektivem Belastungsempfinden der Kundin.

2   Zielsetzung und Prognose

Im Eingangsgespräch wurden mit der Kundin die Ziele analysiert und ausdifferenziert. In der nachfolgenden Tabelle ist der Inhalt, das Ausmaß und in welcher Zeit die Ziele erreicht werden können hinterlegt.

Tabelle 7: Ziele mit Inhalt, Ausmaß und Zeit

Inhalt	Ausmaß	Zeit
Reduktion des Körperge-wichts	13 Kg	26 Wochen
Reduktion der Rücken-schmerzen	Keine Rückenschmerzen	8-10 Wochen

2.1 Begründung der Ziele

Die Kundin möchte ihr Körpergewicht reduzieren, und zwar um 13 kg, sodass sie sich ungefähr bei 70 kg wohl fühlt. Es wäre gut bei ihrer Größe auf 65 kg zu kommen, jedoch dauert das Erreichen dieses Ziels der Kundin zu lange. 13 kg in 26 Wochen sind durchaus realistisch, wenn man gesund abnehmen will. Berechnungsgrundlage ist ½ Kilo pro Woche. Das zweite Ziel der Kundin ist die Reduktion ihrer Rückenschmerzen. Das Ausmaß dementsprechend, sollten keine Rückenschmerzen mehr zu haben sein. Hier haben wir ein Zeitfenster von 8-10 Wochen ange-setzt.

3   Trainingsplanung Makrozyklus

Im Folgenden wird für die Kundin ein Makrozyklus erstellt mit vier Mesozyklen. Ein Makro-zyklus (MAZ) ist ein aus mehreren Mesozyklen bestehender Trainingsabschnitt, der in seiner inhaltlichen, didaktisch-methodischen und belastungsmäßigen Grundstruktur und damit in seiner Hauptwirkungsrichtung im Trainingsprozess planmäßig wiederkehrt und die Herausbildung der komplexen sportlichen Leistungsfähigkeit auf ständig höherem Niveau zum Ziel hat (Schnabel et al., 1997). Ein Mesozyklus ist ein aus mehreren Mikrozyklen bestehender Trainingsabschnitt, der in seiner inhaltlichen, didaktisch-methodischen und belastungsmäßigen Grundstruktur und damit in seiner Hauptwirkungsrichtung im Trainingsprozess wiederkehrt und dem veränderten Leistungszustand der Sportler entspricht (Schnabel et al., 1997).

3.1 Makrozyklus Darstellung

Tabelle 8: Makrozyklus Darstellung

	Mesozyklus 1	Mesozyklus 2	Mesozyklus 3	Mesozyklus 4
Zyklusdauer	6 Wochen	4 Wochen	8 Wochen	8 Wochen
Trainingsmethode/Trainingsziel	Kraftausdauertraining	Übergangstraining	Hypertrophie (extensiv)	Hypertrophie (intensiv)
Organisationsform	GK/Stationstraining	GK/Zirkeltraining	GK/Stationstraining	GK/Zirkeltraining
Häufigkeit/Woche	2	2	2	2
Übung/Muskel	2	2	2	2
Sätze/Übung	1	1	2	2
Bewegungstempo	2/0/2	2/0/2	2/0/2	2/0/2
Satzpause	Keine	Keine	60 Sekunden	60 Sekunden
Intensität	50 %	55 %	60 %	65 %
Wiederholungen	15-20	12-15	8-12	6-8

3.2 Wahl der Trainingsmethode

Ihr erster Mesozyklus startet mit der Kraftausdauer. Die Kraftausdauer ist durch eine hohe Anzahl an Wiederholungen gekennzeichnet. Das Bewegungstempo ist 2/0/2. Die Kraftausdauer wurde zuerst gewählt, um die Kundin auf ein Hypertrophietrainig vorzubereiten. Durch das Kraftausdauertraining werden Muskeln, Gelenke, Sehnen und Bänder auf eine intensivere Be-

7

lastung vorbereitet. Zudem bilden sich die Kapillare um die Muskeln besser aus und somit findet eine bessere Durchblutung der Muskelzellen statt, was wiederum den Vorteil hat, dass der Muskel vermehrt mit Nährstoffen und Sauerstoff versorgt wird. Dadurch kann sich der Muskel nach dem Training besser und schneller erholen und das Verletzungsrisiko sinkt. Im zweiten Mesozyklus wurde ein Übergangstraining gewählt. Dieses Übergangstraining hat eine kürzere Zyklusdauer, nämlich nur vier Wochen. Hier wird die Wiederholungszahl leicht gesenkt auf 12-15 Wiederholungen. Diese Trainingsmethode wurde gewählt, um den Muskel an das bevorstehende Hypertrophietraining zu gewöhnen und an die deutlich geringere Wiederholungszahl. Auch hier wurde ein Bewegungstempo von 2/0/2 gewählt. Im dritten Mesozyklus wurde eine Wiederholungszahl von 8-12 gewählt. Auch hier ist das Bewegungstempo wieder 2/0/2. Die Trainingsmethode ist ein extensives Hypertrophietraining. In dieser Phase soll die Kundin dann aktiv mit dem Muskelaufbau beginnen. Im vierten Mesozyklus trainiert die Kundin den Muskelaufbau intensiv. Hier wird die Wiederholungszahl nochmal gesenkt und die Intensität erhöht, so ist dieses Training für die Kundin ein sehr intensives Training.

3.3 Begründung der Belastungsparameter

Im gesamten Makrozyklus trainiert die Kundin mit zwei Trainingseinheiten pro Woche, da ihr zeitlicher Verfügungsrahmen begrenzt ist und um eine Überforderung der Kundin zu vermeiden. Zudem ist durch die Individuelle-Leistungsbild-Methode eine Einstufung für Beginner bei zwei Einheiten pro Woche vorgesehen (siehe Tabelle 9). Die Anzahl pro Woche wurde zudem so gewählt, um einen großen Muskelzuwachs zu erreichen. Dies ist durchaus mit zwei Trainingseinheiten pro Woche möglich (Wirth et al., 2007). Jeweils zwei Übungen pro Muskelgruppe werden festgelegt (siehe Tabelle 9). Die Anzahl reicht vollkommen aus, um die zu trainierenden Muskelgruppen zu stärken und den Muskelaufbau voran zu treiben. In dem Mesozyklus 1 und 2 wurde jeweils ein Satz pro Übung gewählt. Bei Mesozyklus 3 und 4 wurden jeweils zwei Sätze pro Übung gewählt. Da es keine eindeutige Klärung bezüglich Einsatz- und Mehrsatztraining und dessen Effektivität gibt, wurde mit einem Einsatztraining begonnen, um die Kundin an die Übungen und den Trainingsablauf heranzuführen, damit sie auch motiviert bleibt und sich nicht überfordert fühlt. Im Mesozyklus 3 werden dann zwei Sätze vorgesehen um eine morphologische und metabolische Anpassung zu erreichen. Die Belastungsintensität wird im Krafttraining objektiv über die Gewichtslast in Kilogramm, in Prozent zu einer Referenzgröße in dem Fall zum X-RM-Test ausgedrückt. Nach Güllich und Schmidtbleicher (1999) müssen Trainingsintensität im Krafttraining mindestens 50 % der individuellen Maximalkraft betragen, um nennenswerte Effekte im Sinne der Hypertrophie erzielen zu können. Speziell im

Makrozyklus der Kundin startet die Intensität bei 50%. Sie steigert sich jeden Mesozyklus um 5% und ist im vierten Mesozyklus bei 70% angekommen. Diese Intensität ist für Beginner so vorgegeben (siehe Tabelle 9).

3.4 Begründung der Organisationsform

Der komplette Makrozyklus findet in Form eines Ganzkörpertrainings statt. Somit werden alle Muskelgruppen in einer Trainingseinheit trainiert. Das hat den Vorteil, dass die Kundin nicht mehr als zweimal die Woche trainieren muss. Insbesondere die Agonisten und die Antagonisten werden zu gleich trainiert. Ein Split-Training kommt für eine Anfängerin nicht in Frage, da erstens der zeitliche Verfügungsrahmen nicht vorhanden ist und zweitens eine Überforderung der Kundin droht. Die Form wechselt zwischen den Mesozyklen um das Training für die Kundin möglichst abwechslungsreich zu gestalten (Trainingsprinzip der Variabilität). Mesozyklus eins ist ein Stationstraining, um die Kundin an das Training zu gewöhnen und ihr eine Einführung zu geben. Der zweite Mesozyklus wird durch ein Zirkeltraining gekennzeichnet. Hier lernt die Kundin die Vorteile des Zirkeltrainings kennen und hat Abwechslung. Im dritten Mesozyklus wird nochmal Stationstraining angesetzt. Der letzte Zyklus ist dann nochmal Zirkeltraining. Hier kann die Kundin intensiv den Muskelaufbau trainieren. Durch den Zirkel kann sie ihre Muskeln stark anstrengen und dann wieder eine andere Muskelgruppe trainieren ohne Pause zu machen. Hier haben wir zur Begründung der Auswahl den Faktor Zeit. Dieses Training wird die Kundin fordern.

3.5 Begründung der Periodisierung

Der erste Zyklus bringt einige Effekte mit sich. Es gibt eine Erweiterung des Glykogenspeichers, einen Laktatabbau und eine Vorbereitung auf intensivere Belastungen. Außerdem hat diese Trainingsmethode das Ziel, die Verbesserung des anaeroblaktaziden Muskelstoffwechsels. Es folgt ein vierwöchiges Übergangstraining, womit die Kundin auf das anstehende Hypertrophietraining vorbereitet wird. Das Übergangstraining stellt eine Verbindung zwischen Kraftausdauertraining und Hypertrophietraining da. Zudem dient es der Prävention vor Überlastung der Strukturen und vor Verletzungen. Danach startet das Hypertrophietraining mit acht Wochen. In diesem Zyklus sollte das Ziel erreicht werden mit dem Inhalt der Reduktion der Rückenschmerzen bzw. mit dem vollständigen Beseitigen. Für dieses Ziel waren 8-10 Wochen angesetzt. Wenn dieses Ziel erreicht ist, kann mit dem aktivem Muskelaufbau gestartet werden. Die angegebene Wiederholungszahl von 20 bei einer Bewegungsgeschwindigkeit von 2/0/2 ergibt eine Time under Tension (TUT) von 60 Sekunden. Am Ende des vierten Mesozyklus wird von der Kundin das andere Ziel erreicht, nämlich die Gewichtsreduktion. Dieses Ziel wurde mit 26 Wochen angesetzt.

Tabelle 9: Individuelle-Leistungsbild-Methode

Leistungsstufe	Zeitstufe (Monate)	Orga.-form	Einheiten/ Woche	Übungen/ Muskel	Sätze/ Übung	Intensität in % ILB
Orientierungs-stufe	0-1,5	GK	2	1-2	1-2	gering
Beginner	1,5-6	GK	2	1-2	1-2	50-70
Geübter	6-12	GK	2-3	1-2	2	60-80
Fortge-schrittener	> 12	GK/ Split	3-4	1-3	2-3	70-90
Leistungs-trainierender	> 36	GK/ Split	3-6	1-4	2-4	80-100

GK   =Ganzkörpertraining
Split =Split-Training

Die Tabelle der Individuellen-Leistungsbild-Methode begründet u. a. auch meinen Trainings-aufbau der Kundin. Beim Beginner ist ein Ganzkörpertraining mit zwei Einheiten pro Woche, 1-2 Übungen pro Muskelgruppe und 1-2 Sätzen vorgesehen. Die Intensität sollte im Bereich von 50-70 % liegen. Festgestellt durch den Mehrwiederholungskrafttest.

4 Trainingsplanung Mesozyklus

Der gewählte Mesozyklus stellt über sechs Wochen ein Kraftausdauertraining da. Die Trai-ningseinheiten pro Woche liegen bei zwei. Es ist ein Ganzkörpertraining an den Stationen. Pro Muskelgruppe werden zwei Übungen absolviert. Einsatz wird pro Übung gemacht. In diesem Mesozyklus gibt es keine Satzpausen. Die Wiederholungszahl liegt bei 20 Wiederholungen. Wir starteten mit einer Intensität von 50% ausgehend vom X-RM-Test. Das Bewegungstempo ist 2/0/2, das heißt die Kundin ist zwei Sekunden in der konzentrischen Bewegung, keine Se-kunde hält sie das Gewicht am Umkehrpunkt und sie ist zwei Sekunden in der exzentrischen Bewegung.

Tabelle 10: Trainingsplanung Mesozyklus

Übung	ILB-Test kg	Sätze	Bewegungstempo	Woche 1 50% ILB	Woche 2 55% ILB	Woche 3 60% ILB	Woche 4 65% ILB	Woche 5 70% ILB	Woche 6 70% ILB
Beinpresse	60 kg	1	2/0/2	30 kg	33 kg	36 kg	39 kg	42 kg	42 kg
Latzug	18 kg	1	2/0/2	9 kg	10 kg	11 kg	12 kg	13 kg	13 kg
Rudern	15 kg	1	2/0/2	7,5 kg	8 kg	9 kg	10 kg	10,5 kg	10,5 kg
Alternativ Cable Cross	15kg	1	2/0/2	7,5 kg	8 kg	9 kg	10 kg	10,5 kg	10,5 kg
Rückenstrecker	25 kg	1	2/0/2	12,5 kg	14 kg	15 kg	16 kg	17,5 kg	17,5 kg
Bauchmuskelmaschine	10 kg	1	2/0/2	5 kg	5,5 kg	6 kg	6,5 kg	7 kg	7 kg
Bauchmaschine Rotator	15 kg	1	2/0/2	7,5 kg	8 kg	9 kg	10 kg	10,5 kg	10,5 kg

4.1 Begründung der Übungsauswahl

Für die Kundin wurde ein Krafttraining an Maschinen für das Kraftausdauertraining gewählt. Da vor allem zwei Vorteile herausstechen, die für die Kundin wichtig sind. Ein Vorteil ist, dass Maschinen einen leichteren Trainingseinstieg bieten gerade für Anfänger. Außerdem hat die Kundin alle Übungen im Sitzen oder Stehen was wichtig ist, um ihre Migräne nicht herauszufordern durch vermehrten Blutfluss ins Gehirn bei z. B. liegenden Übungen. Dazu kommt, dass sich die Kundin nicht knien oder bücken kann. Der Schwerpunkt liegt auf den Muskelgruppen des Rückens. Da die Kundin starke Rückenschmerzen hat, müssen insbesondere diese Strukturen trainiert werden, um ihren Rücken zu lockern und dann zu stärken. Ebenso sind auch zwei Bauchmuskelübungen mit in dem Plan erhalten, damit wir die Bauchmuskeln stärken. Dieser Vorgang ist wichtig, um Spannung im Bauch herzustellen, damit die Kundin sich auch über Bauchspannung aufrichten kann und so Schmerzen im Rücken reduziert. Eine Beinübung wurde mit reingenommen, um auch nochmal die Beinmuskeln zu trainieren, damit erstens alle größeren Muskelgruppen beteiligt sind und zweitens auch Gesäß und Beine trainiert werden, um die Gewichtsreduktion zu erreichen. Im Plan sind sowohl eingelenkige Übungen, als auch mehrgelenkige Übungen vorhanden. Vorteil von mehrgelenkigen Übungen sind die alltagsnahen Bewegungen und eine Verbesserung der intermuskulären Koordination damit die Kundin auch eine fehlerhafte Körperhaltung ausgleichen kann. Ebenso wurden aber auch eingelenkige Übungen eingebaut, damit speziell die Bauchmuskeln trainiert werden und bei Bauchübungen keine Kompensationsmöglichkeiten durch andere Muskelgruppen entstehen. Große Muskelgruppen vor kleineren Muskelgruppen. Mehrgelenkige Übungen vor eingelenkigen Übungen.

Übungsauswahl Beinpresse

Die Beinpresse wird zuerst gewählt, da große Muskelgruppen trainiert werden. Außerdem ist diese Übung mehrgelenkige und koordinativ anspruchsvoll. Zudem macht es Sinn bei dieser Kundin diese große Muskelgruppe zu trainieren, damit der Grundumsatz durch den Muskelaufbau steigt und eine Gewichtsreduktion stattfinden kann. Beteiligte Muskeln sind der M. gluteus maximus (großer Gesäßmuskel), der M. qadriceps femoris (vierköpfiger Oberschenkelmuskel), der M. semimembranosus (Halb- und Plattensehnenmuskel), der M. soleus (Schollenmuskel) und der M. gastrocnemius (Wadenzwillingsmuskel).

Übungsauswahl Latzug

Der Latzug wurde ausgewählt, weil hier wieder große Muskelgruppen beteiligt sind und mehrere Gelenke. Die Übung soll den Rücken der Kundin trainieren und stärken. Ziel durch diese Übung ist das reduzieren ihrer Rückenschmerzen. Die Kundin lernt dadurch ebenfalls ihre

Schultern zu senken, denn durch die dauerhafte Schreibtischarbeit wird die Schulter hochgezogen und es kommt zu Verspannungen der Muskel im Nacken ebenso zu Fehlstellungen der Schulter. Beteiligte Muskeln bei dieser Übung sind primär die oberen Rückenmuskeln also der M. latissimus dorsi (breiter Rückenmuskel), M. rhomboideus minor et major (großer und kleiner Rautenmuskel) und der M. teres major (großer Rundmuskel). Sekundär beteiligte Muskeln sind die vorderen Armmuskeln. Der M. biceps brachii (Bizeps) und der M. brachialis (Armbeuger).

Übungsauswahl Rudern

Auch durch diese Übung sollen die Rückenschmerzen gelindert werden und Haltungsschäden korrigiert werden. Durch das Rudern werden die Schultern hinten zusammengezogen und die Brustwirbelsäule rausgestreckt. Ebenfalls durch das sitzen am Computer sind die Schultern dauerhaft nach vorne gerichtet. Dadurch entsteht eine insgesamt schlechte Haltung und Verspannung der Muskulatur bei der Kundin. Hier sind die beteiligten Muskeln der M. latissimus dorsi (großer Rückenmuskel), der M. trapezius (Trapezmuskel), der M. teres minor (großer Rundmuskel) und der M. rhomboideus minor et major (kleiner und großer Rundmuskel). Sekundär beteiligt ist die Armmuskulatur mit dem M.biceps brachii (Bizeps) und dem M. triceps brachii (Trizeps).

Übungsauswahl Alternativ Cable Cross

Hier wird auch der Rücken trainiert. Die Schultern werden aktiv nach unten gezogen. Auch hier werden große Muskelgruppen trainiert und durch das abwechselnde nach unten ziehen ist die Übung auch koordinativ sehr anspruchsvoll. Beteiligte Muskeln sind der M. latissimus dorsi (großer Rückenmuskel), der M. trapezius (Trapezmuskel) und der M. triceps brachii (Trizeps).

Übungsauswahl Rückenstrecker

Diese Übung ist eine eingelenkige Übung. Die Übung hat das Ziel der Aufrichtung der Lendenwirbelsäule, was für die Kundin auch sehr wichtig ist, durch das viele sitzen auf dem Bürostuhl. Die Kundin soll bei dieser Übung ihren Körper insgesamt aufrichten und Fehlhaltungen korrigieren. Zudem soll ihre Lendenwirbelsäule gestärkt werden und Rükkenschmerzen in diesem Bereich beseitigt werden. Der beteiligte Muskel ist der M. erector spinae (Rückenstrecker).

Übungsauswahl Bauchmuskelmaschine

Durch die Übung an der Bauchmuskelmaschine stärkt die Kundin ihre Bauchmuskeln und somit die Antagonisten zur unteren Rückenmuskulatur. Die Bauchübung ist eingelenkig. Da Bauchübungen meistens sehr anstrengend sind werden diese zum Ende des Trainings gemacht.

Desweitern wird die Rumpfmuskulatur insgesamt gestärkt. Wenn man genügend Bauchmuskeln hat, dann kann man ein aufrechtes Sitzen besser unter-stützen. Beteiligter Muskel ist der M. rectus abdominis (gerader Bauchmuskel).

Übungsauswahl Bauchmaschine Rotator

Auch hier wurde nochmal eine Bauchübung gewählt, um effektiv und gezielt die Bauchmuskulatur zu stärken und aus den zuvor genannten Gründen die Ziele zu erreichen. Beteiligte Muskeln sind der M. rectus abdominis (gerader Bauchmuskel), M. obliquus externus abdominis (äußerer schräger Bauchmuskel) und der M. obliquus internus abdominis (innerer schräger Bauchmuskel).

5   Literaturrecherche

Tabelle 11 zeigt eine Gegenüberstellung zweier wissenschaftlicher Studien, die sich mit dem Thema „Effekte des Krafttrainings bei arterieller Hypertonie" befassen.

Tabelle 11: Studiengegenüberstellung

Thema der Studie	Krafttraining und arterielle Hypertonie.	Auswirkungen von Ausdauer- vs. Krafttraining, vs. Kombination aus beidem auf die systematische Hämodynamik, Gefäßelastizität sowie Herzfrequenzvariabilität bei Patienten mit arterieller Hypertonie.
Wer hat die Studie durchgeführt?	M.Siewers, B. Weisser	Anna Bickenbach
Aus welchem Jahr stammt die Studie?	2007	2011 Köln
Welche Forschungsfrage wurde untersucht?	Ist das Muskelkrafttraining bei kardiovaskulären Erkrankungen besonders der arteriellen Hypertonie aus Angst vor zu schnellem	Welche Bedeutung das Ausdauer-,Krafttraining und eine Kombination aus beiden hat. Ziel der Studie war eine Kontrolle der Ef-

15

	Blutdruckanstieg unangemessen?	fektivität der jeweils ausgewählten Trainingsform im Hinblick auf eine dauerhafte Blutdrucksenkung bei Personen mit arterieller Hypertonie
Mit welchen Versuchspersonen wurde die Studie durchgeführt?	Pilotstudie einer Gruppe von zehn älteren Probanden (mittleren Alters 59 Jahre) Desweiteren eine Gruppe von 14 älteren Probanden (mittleren Alters 64,7 Jahre)	Die Studie hatte 55 Teilnehmer darunter 13 Frauen und 42 Männer. Alle Teilnehmer beendeten die Studie. Um teilzunehmen, mussten die Probanden eine nachgewiesene arterielle Hypertonie Grad 1 haben.
Wie sah der Versuchsaufbau aus?	Blutdruckmessung während eines Krafttrainings an der Beinpresse. Blutdruckmessung während des Fahrradfahrens. Also eine Ausdaueruntersuchung.	Die Teilnehmer unterzogen sich vor und nach den zwölf Trainingswochen einer kompletten ärztlichen Untersuchung. Neben einer Lei-stungsdiagnostik war auch darin enthalten einige Laborparameter und hämodynamische Variablen. Um Tagesschwankungen zu vermeiden, wurden die Untersuchungen im Prä- und Posttest zu gleichen Zeiten sowie in gleicher Reihenfolge durchgeführt. Nach der Eingangsuntersuchung wurden die Probanden in

		vier unterschiedliche Trainingsgruppen eingeteilt: In Ausdauertraining, Krafttraining, Kombination aus Ausdauer- und Krafttraining und eine Kontrollgruppe. Das Training ging über 12 Wochen.
Ergebnisse und Schlussfolgerungen	Ein überschießender Blutdruckanstieg unter Belastung ist bei sachgerechter Durchführung nicht zu erwarten. Das Training sollte trotzdem mit Ausdauertraining kombiniert werden.	Bestes Ergebnis konnte die Gruppe mit der Kombination von Ausdauer-und Krafttraining erzielen. Grund hierfür ist eventuell der doppelte Trainingsumfang. Ergebnis ist, dass Krafttraining im Plan enthalten sein sollte bei Pa- tienten mit arterieller Hypertonie. Am idealsten ist eine Kombination aus Ausdauer- und Krafttraining

6   Literaturverzeichnis

Bickenbach, Anna Lena (2012). Auswirkung von Ausdauer-vs. Krafttraining vs.
Der Kombination Ausdauer-/Krafttraining auf die Systemische Hämodynamik, Ge-
fäßelastizität sowie Herzfrequenzvariabilität bei Patienten mit arterieller Hypertonie.
Dissertation thesis, Deutsche Sporthochschule Köln.

Fröhlich, M. & Gießing, J. (2005). Nachermüdung als trainingsmethodische
Alternative im Krafttraining. *Trainingslehre*

Güllich, A. & Schmidtbleicher, D. (1999). Struktur der Kraftfähigkeiten und ihrer
Trainingsmethoden. *Deutsche Zeitschrift für Sportmedizin*

Pauls, J. (2014). Das große Buch vom Krafttraining. *Stiebner Verlag GmbH, München.*

Schnabel, G. Harre, D. & Barde, A. *(Hrsg.). (1997).* Trainingswissenschaft.
Leistung-Training-Wettkampf. *SVB Sportverlag Berlin GmbH.*

Siewers, M. & Weisser, B. (2007). Krafttraining und arterielle Hypertonie.
Georg Thieme Verlag KG Stuttgart-New York.

Wirth, K., Aatzor, K. R. & Schmidtbleicher, D. (2007). Veränderung der
Muskelmasse in Abhängigkeit von Trainingshäufigkeit und Leistungsniveau.
Deutsche Zeitschrift für Sportmedizin.

Zimmer, (1999). *Entwicklung und Erprobung eines Mehrwiederholungstests zur
Erfassung der Kraftleistung im Fitness-Training.*

7 Tabellenverzeichnis